SARCOCÈLE

ET

PHTHISIE CANCÉREUSE

PAR

LE Dr G.-M. PICARD .

ANCIEN INTERNE DES HOPITAUX DE LYON

PARIS

ADRIEN DELAHAYE, LIBRAIRE-ÉDITEUR

1, PLACE DE L'ÉCOLE-DE-MÉDECINE, 1

1875

SARCOCÈLE

ET

PHTHISIE CANCÉREUSE

PARIS. — TYP. PILLET FILS AINÉ, RUE DES GRANDS-AUGUSTINS, 5.

SARCOCÈLE

ET

PHTHISIE CANCÉREUSE

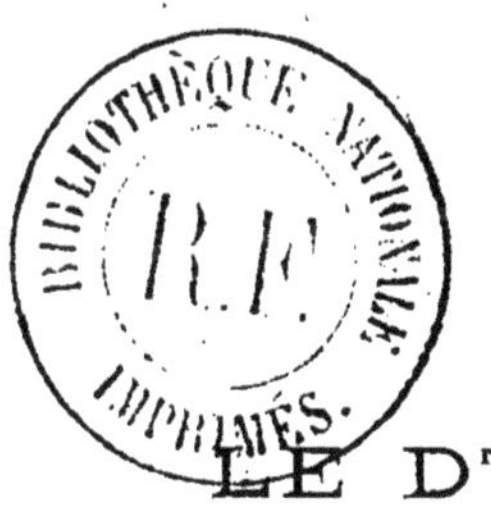

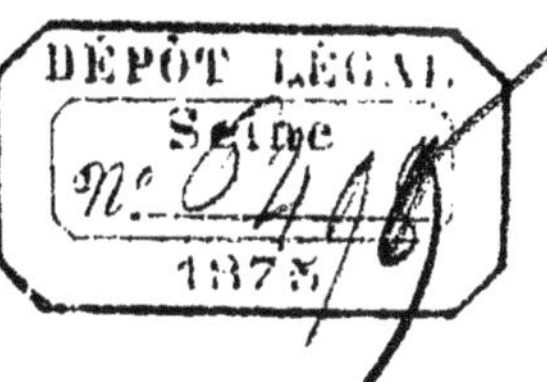

PAR

LE Dr G.-M. PICARD

ANCIEN INTERNE DES HOPITAUX DE LYON

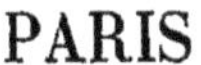

PARIS

ADRIEN DELAHAYE, LIBRAIRE-ÉDITEUR

1, PLACE DE L'ÉCOLE-DE-MÉDECINE, 1

1875

SARCOCÈLE

ET

PHTHISIE CANCÉREUSE

PRÉLIMINAIRES

La phthisie pulmonaire cancéreuse est un résultat fréquent de la généralisation des tumeurs malignes ayant leur point de départ dans le voisinage des organes de la respiration, telles que cancer du sein, des médiastins, de la colonne cervicale ou dorsale; ou dans des régions déjà plus éloignées : cancer de l'estomac, du foie, des reins, et les statistiques s'accordent pour reconnaître aux poumons une sorte d'aptitude à recevoir les infections secondaires venant du voisinage. Les expériences sur des animaux sont du reste venues donner des résultats assez analogues à ceux des autopsies.

D'autre part, les tumeurs cancéreuses affectant primitivement le testicule, sarcocèle cancéreux des cliniciens, ont elles-mêmes produit parfois des généralisations allant jusqu'aux poumons, malgré la distance et le peu de rapport entre ces organes et le lieu d'origine de la tumeur primitive. Les faits de ce genre sont rares, et je n'ai nulle part découvert de travail réunissant des renseignements précis sur la fréquence de ces récidives à distance dans ces cas particuliers, ni sur la manière dont s'opère la propagation, ni sur le tissu qui fournit à ces tumeurs le terrain de leur développement et de leur généralisation à des organes éloignés.

Toutes ces données sont éparses et il n'existe aucune étude embrassant la question dans des vues d'ensemble; quand on lit les publications d'anatomie pathologique et de clinique qui, tant à l'étranger qu'en France, résument les découvertes et les travaux originaux; il faut quelquefois parcourir dix années et plus, des journaux anglais, allemands, italiens ou français, pour ne rencontrer souvent que des vues isolées et analytiques ou une observation résumée sur ce sujet.

J'ai cru digne d'intérêt de réunir dans ce court travail les matériaux qui pris séparément sont incomplets, mais qui cependant, ainsi rassemblés, forment entre eux un tout homogène.

Ce travail comprendra : l'historique de la question;

Un chapitre où quelques notes statistiques sont suivies des observations que j'ai rassemblées;

L'anatomie pathologique;

La physiologie pathologique : genèse et marche de la généralisation spécifique;

L'étude de ce problème : le cancer peut-il produire le tubercule ;

Enfin, les conclusions.

S'il reste encore énormément à faire avant d'établir des statistiques suffisantes sur la phthisie cancéreuse consécutive au sarcocèle cancéreux, ce sera surtout l'œuvre du temps.

Mes recherches ont été conduites avec méthode, je crois pouvoir les dire complètes et surtout consciencieuses.

Cette étude sur un sujet limité a de trop nombreux défauts, mais elle aura, j'espère, jeté quelque jour sur une question dont jusque-là tous les éléments étaient dispersés.

J'ai reçu de mon premier maître à l'Hôtel-Dieu de Lyon, M. le docteur Humbert Mollière, médecin des hôpitaux, des conseils qui m'ont été très-précieux à la fin comme au début de mes études au lit du malade ; je le prie d'agréer l'hommage public de ma reconnaissance.

C'est mon savant ami le docteur Louis Jullien (de Lyon) qui a signalé à mon attention l'importance du sujet que je publie ; qu'il me permette de lui en exprimer ici ma cordiale gratitude.

HISTORIQUE

Il faut remonter dans la littérature médicale jusqu'en 1811 pour trouver un fait de phthisie cancéreuse succédant à un sarcocèle cancéreux. Dans une observation bien complète du docteur Earle on trouve le développement complet de noyaux cancéreux pulmonaires de la variété que Laennec appelle *cérébriforme*. Et ce fait lui parut digne d'attirer l'attention des médecins par sa rareté. (Dr H. Earle, *Med.-chirurg.*, *Transact.*, t. III, p. 49).

Un an après. Gaspard-Laurent Bayle, médecin suppléant de la Charité, dans son ouvrage magistral : *Recherches sur la Phthisie pulmonaire*, décrivit six classes de cette affectation, et comme sixième la *phthisie cancéreuse*. Il serait impossible de rendre sans la défigurer la pensée de l'auteur, auquel n'ont point échappé les principaux symptômes cliniques. L'auteur appelle phthisie cancéreuse celle qui est caractérisée par un développement presque toujours secondaire de cancer dans le poumon, et donnant comme le tubercule de cet organe, naissanee à des symptômes plus ou moins aigus.

« Cette espèce, dit Bayle (*loc. cit.*, p. 34) est de toutes les variétés de phthisies la plus rare. On y trouve la substance cancéreuse continue au parenchyme pulmonaire, ou simplement contiguë. Quand les masses cancéreuses sont isolées, on en trouve plusieurs dans le même poumon... La dégénérescence appartient à la variété cérébriforme de Laennec... La substance cancéreuse est tantôt ferme et tantôt ramollie et parcourue de vaisseaux d'extrême ténuité;... elle rappelle assez bien les corps cancéreux qui sont dans le foie, ou bien l'altération cancéreuse de la muqueuse de l'estomac. Il ne faut pas confondre le premier degré de l'altération cancéreuse avec le premier degré de la dégénérescence tuberculeuse. Ces deux altérations n'ont ensemble aucun rapport, à leur premier degré.

« *Symptômes*. La phthisie cancéreuse a d'ordinaire une marche fort lente. Les malades ont d'abord une gêne respiratoire et une toux qui paraissent peu graves. Au bout de quelque temps la maladie devient aiguë, il y a un peu d'oppression, la toux est plus fatigante et la plupart des malades éprouvent de temps en temps des douleurs de poitrine passagères, qui viennent s'ajouter aux souffrances ordinaires. Insensiblement la toux augmente, déterminant chez les malades une expectoration plus ou moins abondante. La peau prend communément une teinte jaune paille, comme celle de presque tous les sujets affectés d'une maladie cancéreuse. Ces phthisiques sont toujours âgés de plus de trente ans, et la plupart d'entre eux, n'ont pas seulement des tumeurs cancéreuses dans le poumon, mais encore dans le foie, l'estomac ou même les reins. Dans ce dernier cas, la phthisie n'est qu'un effet de la diathèse cancéreuse générale. On trouve la phthisie cancéreuse tantôt simple, tontôt unie à du tubercule ou à la mélanose. »

Et plus loin, page 315 (*loc. cit.*) : « On rencontre souvent le mélange de matière cancéreuse et de la matière tuberculeuse dans les cancers du foie, du poumon et de l'estomac. Ces faits paraissent détruire l'opinion que les tubercules étaient l'effet d'une prédominance acide et les cancers le résultat d'une prédominance alcaline, et qu'en conséquence ces deux affections ne se pouvaient rencontrer sur le même individu. »

En 1821, Gaspard et Magendie (*Journal de Magendie*) s'attachèrent à signaler l'aptitude du poumon à recevoir les produits morbides emportés par le courant de la circulation.

En 1829, M. Aug. Bérard présentait à la Société anatomique une observation succincte, mais bien précise, de cancer généralisé au poumon ; le malade mourut du tétanos après la castration.

M. Gubler est l'auteur d'une observation complète ; le sarcocèle cancéreux a été reconnu par Velpeau, et la généralisation pulmonaire suraiguë ressort de la discussion qui est au long relatée dans les *Comptes rendus de la Société anatomique*, 21° année.

La même année, M. Deville présenta un fait analogue à la même Société.

M. Biddard publie un autre fait du même genre
en 1853.

Au même moment parut dans le *Medical Times
and Gazette* un travail sur la statistique et la ca-
suistique du cancer, de sir W. Paget de Londres.
Dans cette étude, qu'il a complétée en 1863, il
étudie les diverses formes du cancer, les lieux d'é-
lection de ces variétés, et il relate dans une collection d'observations un fait qui parmi ceux que j'ai
réunis est le sixième. Son étude est suivie de notes
statistiques; j'y ai emprunté quelques renseignements.

Dans un chapitre statistique qui contient une
période de six années, de 1853 à 1860, M. Sibley
(*Med. Times and Gazette*) expose les données de la
statistique de toutes les formes possibles de cancer,
réunies en grand nombre, comme on sait, dans des
hospices spéciaux, en Angleterre.

Vers 1862, dans les Comptes rendus de l'Académie
de médecine, M. le professeur Broca fit connaître
six faits, constatés par lui la même année, d'éléments cancéreux trouvés dans le système veineux,
et partant de régions très-éloignées pour se rendre
au poumon. Ce mode de migration veineuse a été
depuis confirmé par les expériences de Langenbeck,
vers 1866 ou 1867. Le professeur a fait plusieurs
injections, et dans l'une d'elles il a pu suivre le trajet de l'embolie cancéreuse dans le système veineux.

En 1862 et en 1864, le professeur Cruveilhier,

dans son *Traité d'anatomie pathologique*, étudia la genèse, la généralisation et les migrations du cancer, et discuta ses rapports et son antagonisme supposé avec la scrofule et le tubercule.

M. le docteur Christôt, de Lyon, publiait en 1868 une magnifique observation, où le sarcocèle n'était même plus opérable.

M. Koster (*Entwickelung der Carcinom*) a étudié la genèse du cancer, dans le tissu conjonctif des canalicules spermatiques comme dans celui des autres tissus. Son travail a paru dans les *Archiv für Anatomie*.

O. Weber a produit aussi des idées qui semblent n'avoir été que complétées et commentées par celles de Koster et du docteur Sick, qui publia à peu près à la même époque ses vues sur la propagation du cancer.

Enfin citons Waldeyer et surtout Virchow, Birsch Kirschfeldt (*Arch.* de Virchow, *passim*), et le travail de M. Burdel de Vierzon (*le cancer souche de tubercule*, 1869), et V. Cornil (*Dict. encyclopédique* de Déchambre.

M. le docteur H. Mollière, dans sa remarquable thèse sur les thromboses et les embolies, a donné des idées d'ensemble sur l'embolie en général, qui trouvent dans la généralisation cancéreuse une application très-exacte et conforme aux théories du professeur Broca sur l'embolie cancéreuse (thèse de Montpellier, 1871).

Puis je dois mentionner le mémoire de M. Nepveu, où se trouve une observation complète que j'ai empruntée, et enfin l'observation du malade qui fait le sujet de mon dernier cas, dont j'ai pu suivre l'invasion rapide et l'autopsie à l'Hôtel-Dieu de Lyon, en compagnie et sous la direction de mon savant ami M. le docteur Jullien (de Lyon).

Parmi les auteurs qui m'ont fourni mes matériaux, aucun n'a traité la question que j'ai essayé d'esquisser dans ce travail trop imparfait, mais dont je me propose de poursuivre plus tard les recherches ; je n'ai pu que réunir et fondre ensemble des documents épars, et dont la réunion, j'espère, aura éclairé la question que je me suis proposée.

NOTES STATISTIQUES ; OBSERVATIONS.

C'est aux Anglais surtout que nous devons des statistiques sur le cancer de toute nature et sa généralisation ; ils ont en effet pour cette affection des hôpitaux spéciaux, dans lesquels se font admettre beaucoup de malades qui espèrent y trouver une guérison que la médecine ordinaire ne fait pas apparaître assez vite à leur gré ; aussi le grand nombre de sujets de leurs observations leur fournit des vues d'ensemble embrassant une riche collection de cas.

Ainsi le docteur Endower (*Brit. medic. Journal,*

vol. XLV, dec. 1863) constate que, sur cinq cents cas de cancer observés de 1843 à 1863, le testicule n'a fourni que seize fois de siége à cette affection : un cancer mélanique et quinze encéphaloïdes. Et ces tumeurs offraient, relativement à l'âge du sujet, les rapports suivants :

Sujets de 20 à 30 ans, 5 cancers observés.
— 30 à 40 — 8 —
— 40 à 50 — 3 —

A croire cette statistique, le cancer ne s'observe ni dans l'enfance et avant vingt ans, ni dans l'âge mûr, après cinquante.

Je ne connais, il est vrai, aucune observation chez le vieillard ; mais le cas tiré d'un service de Mosler (*Virchow's Archiv*, B. XXXVI), un fœtus né au neuvième mois et infecté dans le courant de sa vie intra-utérine ; celle du docteur Earle (*London medico-chirurg. Transact.*, p. 49), chez un enfant d'un an et neuf mois, et enfin une observation pleine d'intérêt du docteur Falke d'Iéna (*Dresdener Bericht*, 1862), chez un singe de trente mois, indiquent la possibilité de l'apparition du cancer testiculaire et de sa généralisation au poumon dans la première enfance. Dans quelle proportion ? C'est ce que détermineront sans doute les recherches ultérieures ; pour le moment, on a trop peu de faits sur ce point limité de la science pour qu'on puisse établir des chiffres, je ne puis que signaler les cas isolés.

Parmi les cancers primitifs, celui du testicule

est donc une variété rare, soit par 100 cas, 2,5 et parmi les cancers testiculaires qui se généralisent à peu près tous à d'autres organes, avant ou après la castration, ceux qui vont infecter les poumons sont d'une grande rareté. Mais la raison en est que nombre de faits n'ont pas été suivis d'autopsie. Du reste, la distance qui sépare les deux organes, et l'absence de communications anatomiques directes, font de la métastase cancéreuse un fait peu fréquent, bien qu'observé régulièrement, et bien que le mécanisme de la propagation, le trajet des produits morbides, aient été mis en lumière, je l'espère du moins, dans ce travail.

Entre les organes affectés primitivement de cancer, les poumons ne sont qu'une sorte d'exception ; c'est à peine si l'on en connaît deux ou trois faits, et un érudit dont la compétence en matière de nosologie pulmonaire est si hautement appréciée, M. le docteur Briau, bibliothécaire de l'Académie de médecine, m'a dit que dans sa collection si riche d'observations des maladies d'organes respiratoires, il n'a vu qu'un nombre très-restreint de cancers pulmonaires primitifs.

Il eût été intéressant d'étudier le cancer pulmonaire primitif, ou faisant suite au sarcocèle cancéreux, dans les diverses races humaines ; mais la pathologie exotique fait en France presque complétement défaut. Cependant, dans sa thèse inaugurale (voyage d'exploration au Mé-Kong), le docteur Thorel a pu observer que le cancer ne se trouve presque jamais chez les Cambodjiens, les Laotsiens et les Chinois. M. le docteur Alb. Morice, dans un travail sur la pathologie des Annamites (*Annales de la Société d'anthropologie de Paris*), dit n'avoir jamais vu le cancer sous aucune forme dans notre colonie de Cochinchine, qu'il a parcourue en tous sens, pendant ses trois années d'exploration de cette presqu'île.

Faut-il admettre pour la race jaune une sorte d'immunité ? C'est ce que semblent établir les travaux encore trop peu nombreux sur ce point.

Dans les observations que j'ai réunies, la marche du mal n'a presque jamais été suivie pas à pas ; c'est que des observateurs attentifs qui ont rapporté les résultats imprévus de leurs autopsies croyaient avoir affaire, comme M. Burdel (de Vierzon), à un processus tuberculeux développé consécutivement à la déchéance organique cancéreuse.

Mais je ne crois pas que dans aucun de mes faits la coïncidence entre le sarcocèle cancéreux et la phthisie de même nature puisse être contestée.

OBSERVATION I

Cancer du testicule coïncidant avec des affections analogue des poumons,
par Henry Earle. London, Medic. chirurg. Transactions, t. III, p. 49.

Th. Dennie, âgé de 21 mois, fut présenté à H. Earle, le 10 juin 1811, pour une maladie du testicule gauche. A l'âge d'un an, il avait été pincé en cet endroit par sa sœur, et s'était beaucoup plaint. Cependant on n'avait donné aucune attention à cet accident ; 15 jours après, sa mère s'aperçut que le testicule gauche était plus volumineux que le droit. Depuis ce moment, il ne cessa d'augmenter de volume. Divers traitements furent employés sans succès. Deux fois la maladie fut prise pour un hydrocèle, et le trois-quarts plongé dans la tumeur n'amena aucun liquide. Ces opérations furent suivies de peu d'inflammation, et il ne paraît pas que la maladie en ait été aggravée. Lorsque H. Earle vit cet enfant, son testicule était plus gros qu'un œuf d'oie, et il atteignait jusqu'au condyle interne du fémur quand il n'était pas soutenu ; il était de forme ovalaire, sa surface irrégulière et polie ; elle était rénitente et produisait la sensation d'un liquide contenu dans un kyste, à tel point qu'un chirurgien expérimenté n'hésita pas à considérer la maladie comme un hydrocèle. Toutefois, la tumeur n'offrait aucune diaphanéité, elle était beaucoup plus lourde qu'un pareil volume d'eau, et on ne pouvait découvrir ni épididyme ni testicule à la partie postérieure et inférieure. L'enfant avait un aspect cachectique ; sa peau était de couleur jaune verdâtre et couverte d'une sueur visqueuse ; ses muscles étaient flasques et atrophiés ; sa tête volumineuse et saillante en avant ; ses yeux étaient appesantis, ses paupières dilatées ; l'iris avait une couleur noire si foncée, qu'on le distinguait à peine des bords de la pupille. La respiration était anxieuse ; l'enfant toussait ; son pouls était fréquent et dur ; l'abdomen était volumineux et tendu. Il y avait une constipation habituelle.

Après quelques tentatives de traitement interne et local, H. Earle, remarquant que le cordon conservait son intégrité, se décida à l'opération, qu'il pratiqua le 22 juin, au dix-septième mois de la maladie.

La tumeur consistait en une masse pulpeuse grisâtre qui n'offrait aucune trace de l'organisation primitive du testicule. Après quelques lotions, l'eau devint trouble par une dissolution d'une partie de cette masse qui ressemblait à de la pulpe cérébrale en putréfaction. La surface d'une section de la tumeur était inégale et d'apparence fibreuse, et rappelait une surface gangrenée, ou bien une surface sur laquelle de la lymphe coagulable s'est déposée irrégulièrement. Le cordon était sain ; l'artère n'était pas trop volumineuse, et le corps pampiniforme était augmenté de volume. La maladie était évidemment de la même nature que celles qui ont été décrites sous le nom de *testicule pulpeux, sarcome médullaire* et *fongus hœmatodes.*

Il ne se passa rien de remarquable pendant le traitement consécutif. La plaie se couvrit entièrement de bourgeons charnus et marcha lentement vers la guérison ; il fallait la stimuler souvent avec le précipité rouge ou le nitrate d'argent. Au bout de dix semaines la cicatrisation était parfaite.

Earle cessa de voir son malade vers le 25 août. Il s'était opéré une amélioration remarquable dans la santé de cet enfant.

Trois mois après cette dernière époque, Earle fut consulté de nouveau pour le même enfant, dont la santé générale était dans un état beaucoup plus grave encore qu'au moment de la première consultation. Les symptômes les plus inquiétants existaient du côté du cerveau, et surtout de la poitrine. Ils sont rapportés avec beaucoup de détails dans le mémoire de Earle. Rien n'avait reparu du côté du scrotum.

A l'autopsie, qui est décrite avec beaucoup de soin, on trouva dans le cerveau plusieurs tumeurs variant en volume, depuis celui d'une châtaigne jusqu'à celui d'une orange. Elles avaient une consistance ferme, une couleur rouge tirant sur le noir ; des stries blanches parcouraient leur substance, une d'elles ressemblait à un caillot de sang veineux. La substance cérébrale environnante était remarquablement molle et pulpeuse ; elle avait une couleur jaune particulière qui ne ressemblait pas à la substance cérébrale normale. Ces tumeurs adhéraient très-peu à la substance cérébrale.

Les poumons contenaient un grand nombre de noyaux encéphaloïdes qui, dans quelques endroits, occupaient toute l'épaisseur du poumon d'une face à l'autre. A travers la plaie, ils avaient une couleur blanche grisâtre et étaient irrégulièrement rayonnés à leur circonférence. Au toucher, ils étaient durs et non élastiques; incisés, ils présentèrent un tissu uni, serré, non encore arrivé à la période de destruction du testicule enlevé. En les pressant, on exprimait une petite quantité de fluide blanchâtre; en les déchirant, ils offraient une apparence fibreuse semblable à celle d'un cerveau ferme, disséqué ou déchiré avec le manche du scalpel.

Les glandes bronchiques, prodigieusement tuméfiées, offraient une structure analogue à celle du testicule malade; elles étaient toutefois plus fermes et non élastiques au toucher avant d'être incisées. Les glandes mésentériques étaient tuméfiées sans que leur tissu parût altéré.

Du côté du testicule altéré, on pouvait suivre une traînée de ganglions engorgés s'étendant le long de l'aorte, depuis le bassin jusqu'au diaphragme. Le rein droit était tuméfié, et son uretère dilaté, mais par le passage d'un calcul.

Voilà, je crois, la première observation publiée de sarcocèle suivi de phthisie cancéreuse. Elle est particulièrement intéressante à cause des détails, qui ne laissent pas de doute sur la nature des productions qui se sont organisées dans le testicule et le poumon, ainsi que dans les ganglions intermédiaires et le cerveau. Bien qu'il n'ait pu, à cette époque (1812), être fait de recherches microscopiques, l'auteur de l'observation paraît avoir bien examiné les caractères macroscopiques du néoplasme. La propagation s'est opérée par le système lymphatique.

OBSERVATION II

D'Aug. Bérard. Cancer généralisé chez un sujet mort du tétanos.
(*Société anatomique*, 1829.)

Aug. Bérard a présenté, en mars 1828, à la Société anatomique les poumons d'un individu qui est mort du tétanos, après avoir été opéré de la castration, motivée par la présence d'un encéphaloïde du testicule.

Les poumons sont le siége de tumeurs tout à fait semblables à celles du testicule. Elles sont, elles aussi, de nature encéphaloïde.

La tumeur testiculaire n'avait pas causé au malade de grandes douleurs; la surface de l'organe était le siége d'une élévation creusée en son centre en forme de godet, et sous cette dépression on sentait une fluctuation évidente.

(Il n'est pas mentionné, dans le compte rendu de la Société anatomique, de quel côté siégeait la tumeur primitive; Bérard fit une simple communication orale avec présentation à l'appui de pièces anatomiques dont il affirma la structure encéphaloïde.)

OSERVATION III

De M. Gubler, 1849.

M. Gubler présenta à la Société anatomique un fragment de poumon pris dans une autopsie faite d'un sujet mort au service du professeur Velpeau.

Le sujet avait 33 ans, et avait été opéré, 15 jours auparavant, de la castration pour une tumeur encéphaloïde du testicule. Il mourut avec des symptômes ambigus du côté des poumons, et qui ont fait songer à une généralisation de la tumeur testiculaire, mais qui ressemblaient plutôt à de l'infection purulente.

Le malade allait beaucoup mieux depuis quelques jours, et

sa plaie marchait à la guérison, lorsque apparut un violent frisson initial, puis une dyspnée qui augmenta jusqu'à la mort ; la peau offrait une coloration très-jaune, qui avait même fait songer, un moment, à une maladie du foie.

Autopsie. — Les plèvres sont pleines de pus. Les deux poumons sont criblés de tumeurs du volume d'un marron, de forme arrondie et nullement polyédrique, et de couleur rouge grisâtre. Toutes sont constituées par des amas d'une substance molle, facile à écraser, et pénétrées par des filaments mal définis et circonscrivant une sorte de bouillie sanguinolente. Leur centre est plus ramolli que la circonférence et formé d'une pulpe grisâtre qui se laisse plus facilement détacher que la coque contiguë au tissu pulmonaire. On ne voit point d'enveloppe kystique qui isole la substance pulmonaire de chacun de ses noyaux.

A la suite de la présentation des pièces pathologiques, M. Deville dit que c'est un fait très-remarquable que le cancer du testicule récidivant dans les poumons.

M. le professeur Cruveilher dit que ces tumeurs pourraient bien n'être que des abcès commençants, qu'on y trouve tous les degrés, depuis le pus simplement infiltré jusqu'au pus couleur lie de vin. M. Barth se range à l'avis de M. le professeur Cruveilher.

A quoi M. Deville répond que ces tumeurs ne ressemblent en rien aux abcès métastatiques de l'infection purulente ; jamais dans l'infection purulente on ne trouve de tumeurs ainsi disposées et atteignant comme celles de M. Gubler le volume d'un marron. Les symptômes généraux n'ont pas, du reste, été autres que ceux que le professeur Velpeau indique comme propres à la généralisation cancéreuse aiguë.

(*Comptes rendus de la Société anatomique* 21ᵉ année.)

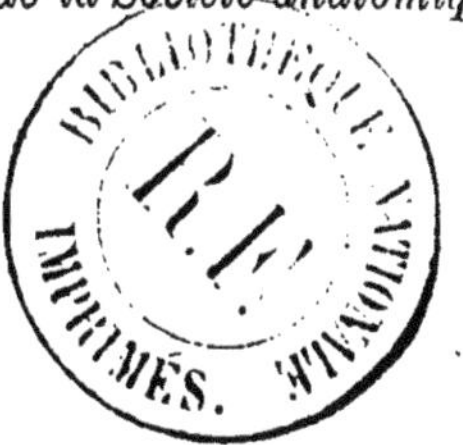

OBSERVATION IV

Sujet de M. Deville.

En 1846, M. Deville présenta à la Société anatomique les fragments du poumon d'un homme auquel on a enlevé, dans le courant de l'année, un testicule qui a déjà été montré à la Société.

Le sujet était un tailleur de pierres, âgé de 27 ans, bien constitué, qui n'avait jamais eu la syphilis, et qui entra au service du docteur Ricord, en mars 1846. A cette époque, on lui enleva un testicule.

En juin, l'état du malade était satisfaisant; en juillet, parut la cachexie et une teinte jaune paille du sujet, qui s'affaiblit et transpire facilement, sans pourtant avoir eu de symptômes fébriles. Au 15 juillet, il est dans un complet abattement, et meurt dans le coma.

A l'autopsie, on trouva les veines et les artères fémorales exemptes d'altérations. Tous les organes splanchniques sont sains, excepté les poumons. Les plèvres enflammées sont remplies de pus; l'inflammation est surtout marquée dans les points de contact avec les points des poumons qui sont altérés.

Dans toute l'étendue des deux poumons on trouve de petites tumeurs variant de la grosseur d'un gros pois à celle d'une noisette; toutes, sans exception, atteignent la surface du poumon. Quand on les a incisées, elles paraissent formées d'une substance cérébelleuse, et on peut, par la pression, faire saillir un putrilage gris sale en abondante quantité, et avec l'apparence d'un mélange purulent. Le tissu pulmonaire voisin du tissu morbide est intact.

Dans la discussion qui suivit, on dit que le cancer du foie et du rein dans le poumon, bien que rares, s'y observaient cependant.

Le malade en question n'a pas eu le moindre frisson, et,

dans les deux mois qui suivirent l'opération, il alla absolument bien. Il n'offrit aucun des signes de la diathèse purulente.

Les tumeurs sont dures et ressemblent au cancer, et elles ressemblent à l'encéphaloïde. Du reste, dans les derniers jours de sa vie, ce jeune homme tomba dans un état de langueur, et il présentait les signes évidents de la cachexie cancéreuse.

OBSERVATION V

Due à M. Biddard.

En 1853, M. Biddard rapporte l'observation d'un homme qui mourut des suites d'une cachexie poussée jusqu'à ses derniers degrés, et qui s'accompagnait de troubles marqués du côté du poumon. La cause de cette cachexie paraît remonter à l'apparition de tumeurs aux deux testicules, qui ont dû être enlevés à cause d'un gonflement très-douloureux dû à des néoplasies que le microscope a démontré cancéreuses.

L'autopsie n'a pu être faite.

Voilà une observation à laquelle on pourra refuser ce titre : en effet, l'autopsie fait défaut ; mais ce fait m'a semblé digne d'être rapporté cependant, car la cachexie paraît être sous l'influence des tumeurs des deux testicules ; les troubles pulmonaires eussent probablement trouvé leur explication dans la métastase secondaire de tumeurs de même nature que celles des testicules. Comme tout laisse supposer que ces néoplasmes s'étaient généralisés au poumon, ce cas m'a paru devoir être rapproché des faits analogues.

Observation VI

Citée par Paget dans *Lectures on Surgical Tumours*.

Le nommé W. R..., âgé de 19 ans, entre à l'hôpital de Guy en février 1867. Il présente à l'observation une augmentation de volume du testicule, qui est du reste peu douloureux, malgré cet accroissement de ses dimensions.

Ce jeune homme avait toujours été bien portant, lorsque, il y a 6 mois, il sentit dans son testicule du côté gauche une sorte de lourdeur, puis il put constater lui-même une légère dilatation de l'organe. Il continua à travailler, bien que la tumeur prît des proportions de plus en plus grandes, sans lui causer autrement de douleur jusqu'en février 1867.

A son entrée dans le service, on constate l'existence d'une tumeur dure, bosselée, peu sensible ; elle présente des lobes et des points où le scrotum est plus adhérent à la masse de la tumeur. La peau est rouge, enflammée en deux ou trois points limités, ce qui décida, après quelques semaines, le malade à accepter l'opération qu'on lui proposait.

L'épididyme et une partie du cordon paraissent durs et peu mobiles ; on pratique la ligature en masse au-dessous de l'anneau inguinal.

La plaie guérit au bout de trois semaines, et bien que le malade éprouvât environ durant un mois une amélioration apparente, il se prit bientôt à tousser, tout son corps se couvrit d'une teinte ictérique, et tous les soirs il avait la fièvre.

Cet état s'aggrava rapidement, et, après cinq semaines d'une décadence graduelle, il mourut avec des symptômes subaigus du côté du poumon.

Autopsie. — Le testicule droit est indemne, la plaie du testicule gauche cicatrisée.

Dans la fosse iliaque gauche et sous le péritoine on trouve une traînée de ganglions lymphatiques indurés et s'étendant jusqu'au réservoir lymphatique ; quelques-uns montent le long du psoas et vont jusqu'au diaphragme.

Les reins des deux côtés sont sains, ainsi que les capsules surrénales.

Le foie est de volume normal ; mais, dans son épaisseur, on trouve deux ou trois noyaux jaunâtres assez compactes.

Les deux poumons sont, dans toute leur étendue, parsemés de petits amas arrondis, et ayant leur siége sous la plèvre ; leur centre est déprimé, et la plèvre suit cet abaissement de la surface sur laquelle elle repose. Quelques noyaux plus profondément situés sont ramollis à leur centre. C'est au sein du poumon gauche qu'on trouve surtout nombre de ces tumeurs.

Ces néoplasmes examinés à l'œil nu offraient l'aspect qu'on s'accorde à reconnaître au cancer médullaire ; le microscope confirme l'opinion que fit naître l'examen à l'œil nu.

Observation VII

Publiée en 1868 par le regretté docteur Christot, alors chef de clinique
chirurgicale à l'Hôtel-Dieu de Lyon.

Un jeune homme de 22 ans entre à l'Hôtel-Dieu de Lyon, salle Saint-Philippe, le 29 juillet 1866, pour une tumeur scrotale du côté gauche, d'un volume égal à celui du poing.

Ce malade jouissait d'une bonne santé antérieure, lorsqu'il y a dix mois seulement il vit se développer la tumeur actuelle.

Trois choses frappent à l'examen de cette masse pathologique : 1° le volume, 2° les bosselures, 3° la teinte colorée de la peau. La forme en est très-irrégulièrement ovoïde, son poids est considérable, eu égard même à son volume. Trois bosselures surtout contribuent à produire l'irrégularité : deux à sa partie moyenne, une en dedans et une en arrière, une troisième enfin au sommet.

La consistance générale est molle, les bosselures présentent même une fluctuation des plus manifestes. Cette consistance devient plus ferme dans les espaces interlobulaires. D'une

bosselure à l'autre la fluctuation est assez obscure. La peau
scrotale paraît épaissie entre les lobes de la tumeur; elle est,
au contraire, amincie au niveau de ces derniers. Le réseau
veineux en est très-développé. Elle glisse moins bien qu'à
l'état normal.

Quant aux régions voisines, elles n'ont pas été respectées,
malgré le début récent du mal. Le cordon est dur, sensible au
toucher; il a au niveau de l'anneau pubien le diamètre du
pouce. En remontant dans l'abdomen et en explorant la fosse
iliaque gauche, on sent des ganglions volumineux dont la dé-
limitation exacte est difficile, dans les parties profondes.

Cette exploration fait immédiatement découvrir une tumeur
dans la moitié gauche de l'abdomen. Cette tumeur s'efface
par la contraction des muscles abdominaux; elle est donc
intra-abdominale. Elle remonte jusque sous les fausses-côtes,
elle descend jusqu'à la fosse iliaque gauche; sa consistance
est uniformément dure il n'y a pas de points fluctuants. Elle
n'est d'une mobilité que relative : selon toute apparence elle
appartient aux ganglions infectés de néoplasmes.

L'état général est déplorable, les digestions mauvaises, les
forces baissent tous les jours, l'amaigrissement est rapide, et
déjà on constate une teinte subictérique des teguments.

Nous sommes donc ici en présence du cancer du testicule,
et d'un cancer à marche rapide, envahissante; le progrès du
mal, qui a déjà pénétré dans les ganglions perviens, ne permet pas de songer à la castration.

Le malade reste néanmoins dans le service; son état va
s'empirant de jour en jour; il tombe au dernier degré de la
consomption.

Mort au 26 septembre : les douleurs abdominales sont de-
venues très-intenses, et là est le symptôme unique qui se soit
aggravé rapidement.

Autopsie, 36 heures *post mortem*. — Œdème des membres
inférieurs.

Testicule : d'un volume beaucoup plus considérable qu'au
moment de son entrée à l'hôpital; bosselures plus accusées.

A la coupe, ces bosselures s'affaissent et laissent couler un liquide brunâtre, très-riche en éléments solides. De pareils foyers hématodes se trouvent en grand nombre dans l'épaisseur de la tumeur.

Dans l'intervalle de ces tumeurs, tissu d'aspect franchement encéphaloïde, diffluent sur quelques points, présentant sur d'autres une moins faible cohésion.

Le testicule est séparé de l'épididyme par une couche de tissu lardacé ayant un centimètre d'épaisseur. L'épididyme est transformé en une masse cancéreuse moniliforme, dont le renflement le plus considérable atteint les dimensions d'un œuf de poule. À l'incision des parois de l'abdomen s'écoulent de 200 à 300 grammes d'un liquide brunâtre.

La cavité péritonéale est occupée complétement par une tumeur énorme, dont le tissu présente des caractères identiques à celui du testicule ; sur les côtés de cette masse se trouvent étalées les anses intestinales, qui y adhèrent assez fortement. Il ne reste nulle trace de l'épiploon ni du mésentère, aux dépens desquels cette tumeur s'est formée. Elle est solidement fixée à la colonne vertébrale et à la moitié gauche de la paroi abdominale postérieure. Pour l'enlever, on est obligé de mettre à découvert le carré des lombes, le psoas du côté gauche étant transformé en tissu cancéreux.

A la partie postérieure, recouvert par une mince couche de cancer, on trouve le rein gauche, plus petit qu'à l'état normal. Son tissu est décoloré, et présente, surtout au niveau de la substance corticale et au-dessous de la capsule connective, des foyers cancéreux. Les calices et le bassinet sont complétement oblitérés par les prolongements du néoplasme, et il n'en reste plus qu'un lambeau de 3 à 4 centimètres, distendu par un cylindre cancéreux qui l'occupe.

Dans le foie et la rate on trouve des noyaux cancéreux très-multiples.

Mais c'est surtout dans les poumons que les éléments du néoplasme se trouvent en grande abondance. La substance de ces deux organes en est tout envahie. Au sommet des deux côtés on trouve des cavernules, dont quelques-unes communiquent entre elles et sur les confins desquelles on trouve des granulations de nature tuberculeuse.

L'examen microscopique fut pratiqué en détail et avec grand soin.

Dans tous ces néoplasmes, que l'examen ait porté sur les noyaux pulmonaires, ou ceux des ganglions et de la tumeur abdominale, comme sur le testicule malade, d'ailleurs, la composition est identique.

Partout le tissu néoplasique est formé de grandes mailles vasculaires et conjonctives, comprenant dans les intervalles du treillis qu'elles forment des éléments épithéliaux en régression macrocytique et une grande quantité de graisse.

Observation VIII

Empruntée au mémoire du docteur G. Nepveu (*Contribution à l'étude des tumeurs du testicule*, p. 34).

Nar..., 35 ans environ, entre le 31 mars 1872, pour une tumeur du testicule gauche, dans le service de M. Verneuil. Il a eu un chancre induré, il y a douze ans, des plaques muqueuses, etc. Voilà deux ans, il a été atteint d'une blennorrhagie légère sans orchite; c'est en examinant son urèthre que le malade s'aperçut d'une petite grosseur du volume d'une noisette, au dehors du testicule gauche, tenant au testicule comme une bille. Cette petite tumeur était dure, indolente. Huit ou neuf mois après, cette tumeur n'était plus distincte, elle s'était confondue petit à petit avec le testicule, qui augmente considérablement de volume. Depuis deux ou trois mois, il semble au malade que la tumeur se ramollit un peu; de temps en temps il survient de la rougeur dans le scrotum et quelques élancements; mais en général le malade ne souffre pas; sa tumeur le gêne seulement par son poids, il porte un suspensoir.

Le malade, au moment de l'examen, avait une bonne santé, n'avait pas maigri, ne présentait aucune tuméfaction ganglionnaire, aucun accident syphilitique, le cordon était sain.

La tumeur était grosse comme un œuf de dinde, régulière, sans bosselures, élastique et fluctuante comme une hydrocèle bien tendue, sans transparence. L'épididyme n'était pas distinct, mais à la partie postérieure de la tumeur est une espèce de masse un peu allongée et dure. La pression n'y détermine aucune douleur. Depuis quinze mois, la sensation spéciale que détermine la pression sur le testicule sain n'existe plus ; le scrotum est bien tendu, lisse, mobile, sillonné de grosses veines.

A la partie supérieure de la tumeur est une masse saillante, molle, très-fluctuante, modérément tendue, qui a débuté il y a cinq ou six mois seulement, et qui ressemble à un kyste annexé à la tumeur principale. Cette partie est nettement fluctuante. M. Verneuil enlève le testicule le 4 avril par le bistouri. Le malade sort guéri le 4 mai.

Dès les premiers jours qui ont suivi sa sortie, perte d'appétit et des forces ; amaigrissement, fatigue facile à la marche ; engourdissement de la jambe gauche, qui a commencé en même temps à gonfler et est devenue comme violacée.

Le 13 juillet, amaigrissement notable, la cuisse et la jambe gauches sont plus volumineuses que le membre droit ; la peau est violacée, le réseau veineux superficiel très-dilaté, surtout par places. On remarque également la dilatation des veines honteuses externes de la *moitié gauche* seulement du scrotum.

Au-dessus du pli inguinal gauche, la fosse iliaque est occupée par une tuméfaction ferme, résistante, non mobile, profonde, non douloureuse, soit spontanément, soit à la pression.

L'injection du canal déférent s'est arrêtée vers la queue de l'épididyme ; l'injection des veines s'est perdue dans une vaste lacune sanguine ; l'injection artérielle a donné seule quelques résultats, mais bien minces ; quant aux lymphatiques, l'injection pouvait très-bien s'y faire : grâce à leur volume énorme ils atteignent la grosseur d'une plume de corbeau et au delà;

mais elle s'est tronvée arrêtée. L'injection faite au nitrate d'argent a cependant permis de distinguer très-bien leurs épithéliums.

La tumeur était d'une consistance très-molle et très-fortement imbibée de sérosité.

Les canalicules testiculaires étaient en grande partie disparus, mais quelques-uns de ceux qui restaient offraient un épithélium très-net avec le fin réseau intra-canaliculaire de Sertoli d'autres étaient remplis de manière granuleuse calcaire, surtout vers l'épididyme, où l'épithélium était atrophié par suite de la distension produite par leur contenu. Quelques-uns des canaux lymphatiques et sanguins de l'épididyme renfermaient une matière hyaline qui prenait très-bien le carmin.

Le tissu général de la tumeur est formé par des travées très-fines, des réseaux adénoïdes dans lesquels sont disséminés une foule de petites cellules rondes, lymphoïdes, qui petit à petit deviennent plus volumineuses. La plupart présentent alors un noyau volumineux et clair, un nucléole brillant et un protoplasme peu abondant. Ce protoplasme est toujours transparent, parfois hyalin ou colloïde.

Aussi la forme de la cellule varie un peu, d'aspect polygonal dans le premier cas ou arrondie dans le second.

Les espaces lymphatiques sont très-dilatés, remplis de liquide coagulé grenu, ou bien de cellules lymphoïdes. Au niveau de l'épididyme entre les canaux, on voit, dans les travées très-écartées du tissu conjonctif, quelques cellules très-délicates, arrondies, avec large noyau, sans rapport avec le tissu ambiant, et paraissant avoir été amenées là par le courant lymphatique. Il ne semble pas douteux que les lymphatiques, indemnes en quelques points, ne soient atteints en d'autres points par la lésion. Nous avons donc affaire à une *tumeur mixte.*

Autopsie. — Voir *Société anatomique,* décembre 1872, p. 572.

Le malade a succombé avec les signes de la cachexie cancéreuse. Il a eu des selles sanguinolentes.

A l'autopsie, on a trouvé :

1° Un premier noyau cancéreux, occupant l'iléon et le mésentère ;

2° Une masse volumineuse à cavité centrale, englobant le mésentère et la première partie du jéjunum; sa disposition explique bien la présence du sang observé dans les garde-robes.

Le rein gauche est sain. Le rein droit est, au contraire, criblé de noyaux gris-blanchâtre. Les poumons offrent les mêmes altérations. Dans les parois du cœur droit se retrouvent des noyaux semblables, dans lesquels M. Muron a retrouvé une trame aréolaire et des leucocytes.

La veine cave inférieure est remplie par un cylindre d'une matière blanchâtre du volume d'une grosse canne, de plus de 2 centimètres de diamètre.

Il n'existe aucune récidive locale.

OBSERVATION IX

Pierre Béraud, 32 ans, journalier, né à La Bastide (Ardèche), entré le 4 septembre 1872.

Il y a onze mois, il s'aperçut que sa partie droite grossissait et devenait douloureuse, surtout quand il s'asseyait. Durant deux mois, la douleur existait sans induration ; mais après ce temps l'induration apparut et la tumeur s'accrut, bien que le malade put continuer son labeur.

Depuis la fin du mois de mars, la tumeur a doublé de volume, et le malade a dû cesser son travail.

État local. — La tumeur est unilatérale du côté droit, d'aspect général réniforme. Le bord convexe, limitant la tumeur à droite, descend et dépasse à gauche la ligne médiane; le bord concave embrasse à gauche la racine de la verge. La partie gauche est presque effacée. Le testicule gauche est parfaitement sain et rejeté en haut et en dehors. Dimensions :

antéro-postérieure, 9 cent. ; verticale, 13 cent.: bilatérale, 12 cent. Au toucher elle est dure, surtout à la partie postérieure, fluctuente en bas, dans toute l'étendue. La peau glisse sur la tumeur, dont la surface paraît lisse, régulière. Il est difficile de sentir le cordon ; il paraît pourtant libre. Légère induration des ganglions inguinaux du côté droit.

Le 5 septembre. Une ponction est pratiquée dans la partie inférieure, dans le but de s'assurer si la vaginale n'est pas le siége d'un épanchement ; le liquide caractéristique de l'hématocèle s'en écoule.

Le 10 septembre. On pratique la castration. Anesthésie difficile, le malade est fréquemment suffoqué. Une incision suit le bord concave de la tumeur, arrive à sa partie inférieure, la contourne, puis remonte au point de départ, c'est-à-dire à la région inguinale droite ; puis la dissection est continuée de telle sorte qu'avec la tumeur un large bandeau de peau est enlevé. Un nombre considérable de vaissaux dut être lié ; ceux du cordon le furent un à un. La plaie fut fermée par une suture.

Examen de la tumeur. Elle est constituée à la périphérie, et surtout le long du bord convexe, par un tissu de couleur grisrose assez dense, et vers le centre par un tissu jaune, pultacé, friable. A la phériphérie, on voit la tunique et la cavité vaginales notablement conservées, pleines de caillots provenant sans doute de la ponction ; de grosses hernies de tissu néoplasiques l'ont perforée et commencent à l'envahir.

Du 11 au 25 septembre, la plaie guérit et le malade se sent relativement bien.

Mais à partir du 25, le malade se plaint de vives douleurs dans la poitrine, il est essoufflé et haletant ; il affirme qu'avant son entrée à l'hôpital il n'a jamais ressenti de maladie analogue ; toutefois on retrouve dans l'histoire de ses parents deux morts de phthisie : son frère à l'âge de 22 ans, et sa mère à 32 ans.

Percussion : Matité dans tout le sommet droit.

Auscultation : Au sommet droit, souffle caverneux très-prononcé. Dans le reste du poumon, râles de toutes sortes, sibilants, ronflants, crépitants. Au sommet gauche, souffle évidemment exagéré, probablement supplémentaire.

Cœur normal, battements précipités et un peu saccadés. Fièvre.

Le 29 septembre. Essoufflement extrême, orthopnée, angoisse; acuité excessive des phénomènes pulmonaires.

Mort le 30 septembre. Autopsie trente heures après la mort.

Examen de la plaie. Cicatrisation complète; le trajet de l'abdomen à la plaie est complétement oblitéré; la guérison était donc absolue.

L'examen des organes abdominaux nous montre une dégénérescence ganglionnaire considérable avec ramollissement. Les reins, le foie et la rate sont sains.

Cavité thoracique : Les poumons, du haut en bas, dans toute leur étendue, ne sont plus qu'une bouillie informe de rouge lie de vin, rappelant un peu les préparations de rate dissociée; çà et là quelques tractus entourant les vaisseaux ont résisté à la dégénérescence, mais il n'y a plus trace ni d'alvéoles, ni de parenchyme normal en aucun point.

Les sommets surtout sont complétement diffluents.

ANATOMIE PATHOLOGIQUE

Dans les observations que j'ai réunies et qui rentrent dans le cadre de mon sujet, les tumeurs appartiennent toutes à la variété encéphaloïde, carcinome mou, cancer médullaire, ce qui limitera les considérations auxquelles je dois m'arrêter à l'étude du développement de ce néoplasme dans le testicule et dans quel tissu de cet organe, puis dans quel tissu similaire du poumon les dépôts secondaires se développent.

Les dernières recherches de M. Ranvier, précédées, il est vrai, par les études si précises du professeur Broca, de Virchow et de Conheim, ont établi que le tissu conjonctif est le terrain aux dépens duquel se développe le carcinome dans toutes ses variétés. Le tissu conjonctif normal est, comme on sait, composé de faisceaux entrecroisés et feutrés, recouverts de larges cellules plates. Ces cellules munies d'un noyau ovoïde, volumineux, sont constituées par un protoplasma granuleux ; et c'est leur accroissement et leur multiplication qui forme les éléments cellulaires de l'encéphaloïde ; les faisceaux connectifs du tissu conjonctif en forment le stroma. (Voyez *Dict. Encyclopédiq*. Dechambre, Carcinome par V. Cornil.)

La dégénérescence dont la propagation nous occupe est donc constituée par un stroma fibreux composé de faisceaux connectifs, limitant par leurs abouchements des alvéoles qui forment comme un tissu caverneux. Ces alvéoles sont remplies de cellules libres les unes par rapport aux autres, dans un liquide plus ou moins abondant. Ces cellules résultent de la prolifération des cellules plates du tissu conjonctif.

Le tissu conjonctif est nécessaire à la naissance et au développement de l'encéphaloïde. Aussi trouvons-nous dans le testicule et le poumon, deux organes où ce tissu joue un grand rôle, et où il est si largement représenté, cette variété de cancer propagée plutôt que toute autre. C'est aussi de toutes les variétés de cancer celle qui a le plus de tendances à prendre une marche envahissante : c'est ainsi qu'on la voit du testicule atteindre le poumon, tandis que cette généralisation ne s'est rencontrée après aucune autre espèce de tumeur du testicule, dans le poumon.

Les tubes spermatiques ont à leur intérieur un revêtement épithélial qui repose sur une couche de tissu conjonctif ; dans les bronches et les lobules pulmonaires, dans les vésicules, c'est encore sur un substratum conjonctif que repose l'épithélium. Les formes d'épithélium sont dans les poumons et dans les tubes spermatiques bien différentes, tandis que le tissu conjonctif est partout semblable à lui-même.

Dans les canalicules séminifères se trouvent des cellules cylindriques délicates d'une étonnante longueur, 45 à 50 millièmes de millimètre, renfermant des granulations foncées dont le noyau est situé généralement au-dessous du milieu de la cellule, et dont les cils, souvent accolés entre eux en pinceaux, ont une longueur de 22 à 33 millièmes de millimètre. Cette couche repose sur une plus profonde qui, elle, est formée de petites cellules arrondies. Ces dernières reposent sur la couche de tissu conjonctif (Kolliker).

L'épithélium des dernières ramifications bronchiques et des vésicules pulmonaires, au contraire, est formé d'une couche unique de cellules polygonales pavimenteuses. Elles sont pâles, juxtaposées et disposées en un seul plan. La nature et la structure de cet épithélium ne sont plus· contestées aujourd'hui.

A ces variétés différentes de tissu épithélial s'oppose l'analogie, la parfaite identité, pour mieux dire, du tissu conjonctif. Et pourtant, en Allemagne et en Angleterre on n'est pas d'accord au sujet de l'origine des éléments encéphaloïdes.

Le docteur Waldeyer (*Arch. de Wirchow*, t. XLI, p. 470) dit que les éléments épithéliaux répandus dans l'organisme sont le point de départ des cellules cancéreuses; s'il s'en développe dans le poumon, c'est que cet organe est abondamment muni d'éléments épithéliaux, en voisinage immédiat avec des vaisseaux qui leur communiquent une puissante vitalité.

C'est une question non encore résolue, dit M. Birsch-Hirschfeldt (*Centrablatt*, 1869), que de savoir si les cellules épithéliales qui se trouvent dans le néoplasme viennent du tissu conjonctif proliféré, ou des revêtements épithéliaux existant à l'état normal. Et l'auteur cherche, dans l'étude particulière du cancer du testicule, à répondre à cette question. Nulle part, il est vrai, n'a été trouvée la transition de la substance conjonctive à la structure épithéliale; mais Birsch-Hirschfeldt a remarqué que les canalicules sont fortement dilatés par l'accroissement des éléments organisés de la tumeur, éléments situés dans l'épaisseur de l'épithélium normal proliféré. Ces cellules ressemblent à celles contenues dans les alvéoles des autres tumeurs carcino-mateuses. Ce seraient donc des cellules épithéliales elles-mêmes, existant dans les tubes spermatiques sains, que partiraient les cellules encéphaloïdes; cette manière de voir est analogue à celle de M. Waldeyer.

Le docteur Koster (*Arch. für. pathol. Anat.*, 1869), Entwickelung der Carcinom) dit d'autre part que si l'on trouve si peu d'encéphaloïdes primitifs dans les vaisseaux lymphatiques, c'est que ces derniers sont peu riches en épithélium.

Mais à côté de cette opinion, développée surtout avec détail dans le travail de Waldeyer, et dont les deux autres ne sont que des commentaires, nous trouvons en Allemagne même la théorie de M. Ranvier.

On admet comme un fait démontré, dit M. Sick de Stuttgard (*Schmidt's Jahrbuch für gesammt Med.*), que les néoplasmes cancéreux sont produits par les corpuscules du tissu conjonctif. Le pus en parti-culier, qu'on regarde aujourd'hui comme un néo-plasme, peut venir des corpuscules conjonctifs comme des cellules épithéliales, soit par division des noyaux, soit par des cellules libres dans l'in-térieur des éléments épithéliaux eux-mêmes.

Dans une autopsie de cancer des veines ayant débuté par un cancer du larynx on examine, les poumons. On constate que ce n'est pas dans l'épi-thélium pulmonaire, mais bien dans la substance conjonctive et élastique, que la néoplasie, s'est développée. Au centre du poumon se trouvent des noyaux visibles à l'œil nu et formés de cellules cancéreuses. Le microscope y indique la présence de productions ayant le caractère du tissu conjonctif jeune. En plusieurs points du poumon se développaient de jeunes cellules à noyaux analogues à ceux qui occupaient les parois des veines.

Il s'agit ici d'un cancer de la variété encéphaloïde ayant envoyé des thromboses et envahi nombre d'organes; la tumeur avait pour point de départ le larynx.

Est-ce donc dans le tissu conjonctif, dont les corpuscules seraient le point de départ des cellules de l'encéphaloïde, est-ce exclusivement aux dépens des cellules épithéliales, que se développe le néoplasme que nous étudions?

Malgré l'autorité des auteurs cités plus haut, et de Waldeyer en particulier, nous croyons que la vérité est dans l'opinion de Virchow et de Ranvier, dont les travaux si consciencieux font désormais loi en France en matière d'anatomie pathologique. Bien que Henle, Beneke, Luscka et Fuhrer ne soient point encore parvenus à découvrir la transformation singulière par laquelle les cellules du tissu conjonctif donnent naissance aux éléments du cancer, c'est aujourd'hui chose démontrée.

Les noyaux de volume variable occupant le testicule, à divers degrés de leur développement, sont, dans nos observations, formés d'amas cellulaires irréguliers, enfermés dans les alvéoles du tissu conjonctif. Ils sont traversés par un certain nombre de petits vaisseaux ; d'où leur vitalité, et la rapidité de leur organisation. Ils sont formés aux dépens du tissu conjonctif.

PHYSIOLOGIE PATHOLOGIQUE ; GENÈSE ET MARCHE

On a expliqué la production secondaire des tumeurs cancéreuses par deux théories principales : la diathèse cancéreuse, les métastases.

La diathèse cancéreuse serait constituée par l'existence primitive des cellules cancéreuses dans le sang, ou plutôt par un état du sang rendant ce liquide apte à produire les éléments cancéreux ; cet état précéderait l'apparition des tumeurs, mais le sang serait apte à les produire en vertu de conditions mystérieuses.

Une théorie qui me paraît plus vraie est celle de la métastase. Une tumeur cancéreuse se développe dans un organisme exempt de cancer, et pour des raisons tout à fait inconnues. Ce néoplasme primitif une fois organisé, les éléments cancéreux sont transportés dans l'organisme, dans des organes plus ou moins éloignés, ou bien ils se développent de proche en proche et par une sorte de continuité.

Cette dernière multiplication n'a pas besoin d'être plus longtemps étudiée, elle se comprend sans peine. Mais quand on ne peut expliquer par ce

mode la propagation cancéreuse, elle est inter-
prétée par deux théories différentes, qui peuvent
rendre un compte exact des faits, sans s'exclure
mutuellement. La migration peut s'effectuer par
les veines, ou par le système lymphatique. Ces deux
voies de propagation se retrouvent tantôt réunies,
tantôt séparées.

Les vaisseaux lymphatiques entourés d'éléments
cancéreux dans l'organe primitivement le siége de
la tumeur, donnent accès à des éléments morbides
après que le cancer a détruit leurs parois, alors se
produisent les embolies lymphatiques qui transpor-
tent au loin le néoplasme; rien n'est, en effet, plus
fréquent que l'infection cancéreuse de ganglions
lymphatiques situés sur le trajet de vaisseaux qui
partent de la tumeur.

Il n'est pas rare, d'autre part, de rencontrer dans
les autopsies des ganglions affectés de cancer secondaire, et qui sont fort éloignés du cancer primitif;
et quelquefois même les organes beaucoup plus
rapprochés de celui qui a été le premier affecté sont
indemnes, les ganglions voisins aussi. Qu'il vienne
à se produire en effet, dans le système lymphatique
qui part de la tumeur, une inflammation obstruant
complétement ou en partie le trajet des vaisseaux
lymphatiques afférents, la lymphe prendra forcé-
ment des voies collatérales quand elles existent, et
ira porter dans des régions éloignées, n'ayant avec
son point de départ aucune communication anatomique directe, les corpuscules cancéreux. Les gan-

glions voisins seront, par le mécanisme que j'indique, préservés de l'infection. On a pu suivre, en
quelque sorte pas à pas, cette migration éloi-
gnée du liquide parenchymateux, et l'on a constaté
l'obstruction des lymphatiques voisins, ne laissant
aux éléments morbides que l'accès de ganglions
plus éloignés (1).

Plus fréquemment, c'est par la voie du système
veineux que s'effectuent ces métastases, dans le cas
particulier qui fait le sujet de mon travail.

M. le professeur Broca a pu, six fois dans la même
année, constater la présence de matière encéphaloïde dans la cavité de veine volumineuse. « Cette
matière a été examinée au microscope, j'y ai reconnu des cellules et des noyaux cancéreux. »
(Broca, *Mém. Acad. de Méd.* 1852.)

Le cancer envahit promptement (Follin, *Pathol.
externe*, t. Ier) les veines, et sa pénétration dans ces
vaisseaux est très-importante au point de vue de la
propagation de la tumeur. Langenbeck, dans deux
cas de cancer de l'utérus, a vu des éléments déta-

---

(1) Le docteur Barth, de Pétersbourg (*Arch. für patholog. anat*),
parle d'une autopsie qu'il pratiqua lui-même, et dit à ce sujet :
« Les vaisseaux lymphatiques sont élargis, on voit dans leur intérieur des cellules épithéliales arrondies ou allongées, quelquefois
cylindriques, formées par des éléments carcinomateux. Quelquefois
elles constituent des amas emboliques se retrouvant dans les ganglions eux-mêmes, sans altération des trabécules interalvéolaires.
Un examen même superficiel permet de constater l'existence de
cellules cancéreuses dans les intervalles circonscrits par les trabécules. En râclant avec le dos d'un scalpel la surface de section, on
donne issue à un suc qui contient des cellules cancéreuses, »

chés de la tumeur passer dans la veine iliaque primitive, puis par la veine cave inférieure arriver dans les cavités droites du cœur et aboutir aux divisions de l'artère pulmonaire.

O. Weber (*Virchow's Archiv.*, B. XXXV, l. 501) cite une observation d'enchondrome du pli de l'aine avec embolies veineuses dans les poumons et le foie, par la veine iliaque ; cette explication peut tout à fait s'appliquer au cancer.

Ainsi donc, les éléments cancéreux une fois dans le système veineux peuvent facilement arriver jusqu'au poumon, quel que soit l'éloignement de leur point d'origine. C'est pour n'avoir pas connu les faits du professeur Broca et de Langenbeck, que dans plusieurs cas on a cru à la coïncidence du sarcocèle cancéreux et du tubercule pulmonaire, alors que les poumons étaient le siége de métastases secondaires.

Ce n'est pas que je n'admette la possibilité de tubercules pulmonaires et de sarcocèle en même temps, cette coïncidence existe souvent, mais peutêtre est-il des cas où l'on a pris à tort des noyaux encéphaloïdes secondaires du poumon pour des tubercules ; mais j'aurai à revenir sur ce point dans un chapitre à part.

Quelques-unes de mes observations permettent de suivre jusque dans les médiastins la propagation par les lymphatiques, mais la plupart permettent seulement de constater l'infection des glanglions iliaques, sans qu'il soit question de ceux des médiastins. C'est par la voie veineuse que dans ces derniers cas s'est opérée la généralisation.

Quand on ne constate que l'infection de petits noyaux lymphatiques qui se trouvent sous la plèvre ou même le long des bronches, sans altération manifeste des ganglions des médiastins; il se peut que le système lymphatique pulmonaire n'ait puisé la substance cancéreuse que dans les noyaux spécifiques pulmonaires.

L'infection secondaire cancéreuse du poumon, amenant la phthisie cancéreuse, se fait par les lymphatiques et par les veines ; dans les cas de tumeur primitive très-éloignée, c'est surtout dans le système veineux que l'on trouve la voie de propagation, et le poumon est un des organes les plus aptes à ce mode de généralisation.

D'autres fois ce ne sont pas des noyaux cancéreux qui s'organisent dans les poumons, et comme l'a fort bien prouvé mon maître et mon ami le docteur Humbert Mollière, dans sa thèse inaugurale, les embolies, quelle que soit d'ailleurs leur nature, produisent des infarctus souvent multiples, et pouvant être très-éloignés les uns des autres ; preuve péremptoire de leur origine vasculaire. C'est dans le cerveau, puis dans le poumon, que se trouvent le plus souvent les embolies venant de loin. (H. Mollière, *Thromboses et Embolies osseuses.* Thèse de Montpellier, 1871. Cette thèse remarquée a obtenu le prix Fontaine). — Ainsi on peut admettre que, consécutivement à des embolies pul-

monaires de corpuscules cancéreux, il se pro-
duise de petits infarctus, simulant, quand leur
centre se ramollit, des cavernules pulmonaires tuberculeuses, ou même des noyaux cancéreux, si le
microscope ne vient approfondir et contrôler les
observations faites à l'œil nu.

L'aptitude si connue que possède le poumon de
recevoir les produits morbides (pus, éléments cancéreux) emportés par la circulation (Gaspard et
Magendie, *Journal de physiologie de Magendie*, 1821 ;
et après eux, mais avec des données nouvelles et
plus complètes, le professeur Vulpian, *Leçons sur la
physiol. générale*, 1866) fait prévoir que cet organe
pourra également recevoir les corps étrangers (globules de pus ou aggrégats de cellules cancéreuses)
qui y formeront des noyaux inflammatoires (*infarctus par embolie* de H. Mollière), ou que dans d'autres
cas ils pourront plus intimement pénétrer la pro
fondeur des tissus et s'y greffer en quelque sorte,
produisant ici une organisation cancéreuse secondaire, et dans le premier cas des abcès par infarctus.

Aux expériences donnant un résultat positif de
Broca et Langenbeck, on en a opposé d'autres qui
n'ont absolument pas réussi. Langenbeck a employé
des produits encore frais, et pris quelques heures
après l'ablation des tumeurs, pour faire ses expériences ; il est probable qu'après un laps de temps
la cellule spécifique ne conserve plus ses propriétés.
Il est démontré que lorsqu'on abandonne une cel-

lule cancéreuse à l'air libre pendant une demi-heure, elle se décompose, et dès lors on a beau l'humecter, on ne parvient jamais à la reconstituer.

Dans les cas où à côté de noyaux cancéreux secondaires coexistent des abcès plus ou moins avancés et simulant des tubercules, ils sont le résultat des causes suivantes : le pus introduit dans la circulation, après une opération ou un abcès, va au loin jouer le rôle de corps étranger, là ou les globules séparés ou réunis en grumeaux feront leur arrêt. Dans le poumon, comme dans le foie, les reins, ces abcès ou ces masses caséeuses accompagnant le cancer. Les capillaires pulmonaires constituent un réseau très-fin, rampant sous la couche profonde des vésicules pulmonaires. Le diamètre d'une cellule cancéreuse va tout au plus à un dixième de millimètre ; les capillaires n'ont qu'un centième : le passage est donc impossible. Souvent cependant les noyaux du cancer sont plus petits, les capillaires plus grands et permettent le passage des noyaux, d'où, dans le dernier cas, obstruction vasculaire, dans l'autre dépôt de matière spécifique.

LE CANCER PEUT-IL PRODUIRE LE TUBERCULE PULMONAIRE?

La propagation au poumon d'éléments cancéreux plus ou moins éloignés de cet organe est un fait bien connu et admis en général. On a dit en 1869 que le cancer pouvait dans le poumon produire directement le tubercule. L'auteur de cette opinion est M. le docteur Burdel, de Vierzon, qui présenta à l'Académie de médecine un savant mémoire (*Le cancer souche de tubercule*). Il a réuni en très-grand nombre des observations, très-rigoureusement relevées au point de vue de l'exactitude clinique. Il cite trente-deux cas de cancer dont les sujets sont morts avec des symptômes du tubercule pulmonaire.

Ce mémoire a valu à l'auteur des éloges et des remerciements de l'Académie, et cette assemblée a sanctionné, dans la séance du 22 juin dernier, son vote de 1869, en lui décernant le titre de membre correspondant.

Ce n'est point à moi de récuser l'autorité d'un médecin aussi autorisé que le docteur Burdel; ses observations ont été appréciées comme elles le méritaient par M. le docteur Vigla (*Comptes rendus Acad. méd.*, 17 mai 1869). Que des malades, parmi ceux dont il rapporte l'histoire pathologique, aient succombé à des accidents pulmonaires consécutifs, à des néoplasmes cancéreux, ceci est par lui bien établi.

Mais sans vouloir rien enlever de la valeur clinique des faits en question, je ne pense pas qu'on puisse admettre avec l'auteur aucun degré de parenté entre le cancer et le tubercule (*loc. cit.*, p. 109); et cette autre proposition : « Ce n'est pas assez de dire que le cancer transmet le cancer (*eod. loc.*, p. 69), le cancer produit le tubercule en nature. »

Ces doctrines sont en opposition absolue avec les lois universellement admises, depuis que les récents progrès de l'histologie ont mis en lumière la genèse des néoplasmes : le cancer d'une espèce déterminée (carcinôme, sarcôme, épithéliôme) ne donne jamais naissance par métastase qu'à des éléments tout à fait analogues, même quand ils sont très-éloignés du lieu d'origine. L'on n'a jamais vu un sarcôme produire à distance et par infection secondaire un carcinôme, ou tout au moins trouve-t-on à l'examen attentif un degré irrécusable de parenté entre la tumeur mère et ses produits secondaires. Cette opinion généralement acceptée en France a été, il y a peu d'années, affirmée de nouveau par les chirurgiens anglais (*Med.-chirurgic. Transactions*, t. XLII, p. 145-147), après une longue discussion sur la propagation, le développement, la curabilité du cancer. — Comment, à plus forte raison, admettre la production directe du tubercule par le cancer; deux tumeurs si différentes

sous le microscope, et par leur structure, si éloignées l'une de l'autre.

Du reste, dans le mémoire de M. Burdel, l'affir-
mation de cette prétendue filiation du tubercule
par le cancer est si formelle que dans la discussion
de l'Académie on a fait cette objection : le tubercule
par cancer ne serait-il pas le cancer lui-même pris
pour le tubercule, et choisissant pour théâtre de ses
évolutions les éléments anatomiques du poumon ?

Peut-être M. Burdel, pour répondre à cet argu-
ment, n'avait-il que des données micrographiques
incomplètes, car il a vu au microscope, dit-il, des
deux côtés (poumon et mésentère de cancéreux) :
« des corpuscules, de la matière amorphe des cyto-
blastions. » (*Loc. cit.* p. 67.)

Or, dans les descriptions les plus récentes des
masses tuberculeuses que nous ont données en
France les micrographes ils indiquent : des éléments
cellulaires petits, noyés dans une masse fibrillaire
et résistante, s'atrophiant au centre de la granula-
tion. (Cornil et Ranvier, *Manuel d'histol. pathologique*,
p. 324.)

Aussi l'auteur aura-t-il sans doute commis une
méprise quand il dit : « Il nous a été donné de voir
ces néoplasmes tellement fondus ensemble, qu'il
nous était difficile de dire, ceci est cancer, cela est
tubercule. » (*Loco citato*, p. 67.)

La coïncidence de tubercules pulmonaires et de
sarcocèle cancéreux est une chose très-fréquente,
quand les sujets ont longtemps souffert, que toutes

leurs fonctions ont déchu, sous l'influence de la cachexie spécifique. M. le docteur Stewart (*Med. chirurg. Transactions*, Statist. 1853-1856) cite les observations résumées de 11 cas authentiques d'encéphaloïdes en diverses parties du corps avec généralisation au poumon, il y avait dans ces observations un cancer de l'ovaire. En présence des faits de M. Burdel, cette coïncidence est digne de toute attention. Mais je ne crois pas qu'il soit permis de voir là autre chose que l'influence cachectisante du cancer. Il voit dans le cancer une cause de débilitation puissante, mais ne pouvant produire le tubercule que comme l'eussent pu faire la mauvaise hygiène, la scrofule, l'herpétisme même parfois, ou toute autre cause analogue.

Les parents affaiblis, cachectiques, peuvent donner naissance à des enfants cancéreux, quand ils le sont eux-mêmes. J'ai cité (*Virchow's Arch. für pathol. Anat.* B. XXXVI, observation de Hertz, service du docteur Mosler) l'observation d'une jeune personne qui mourut d'un cancer généralisé, après avoir donné naissance à un enfant mort avec un cancer du testicule et des noyaux cancéreux pulmonaires. Quoi de surprenant qu'un sujet cachectique en puissance de cancer procrée des enfants débiles et sur l'organisme desquels le cancer ait plus tard plus de prise que sur des enfants issus de sujets sains ? Cette étiologie n'a rien de plus obscur que celle qu'a proposée M. Burdel.

Du reste cet auteur, avec la bonne foi scientifique,

propre aux vrais investigateurs, consacre une partie
de son savant mémoire à exposer le résultat d'expériences par lui faites sur des lapins. Il leur a in-
jecté du tissu cancéreux pour suivre la propagation
du néoplasme. L'auteur reconnaît que ces injections
n'ont produit dans le poumon ni cancer ni tubercule. — « Les produits histologiques obtenus ressemblent à s'y méprendre à de la substance tuberculeuse, au premier abord, mais avec beaucoup d'attention on ne reconnaît que des abcès
multiples plus ou moins concrets, à leucocytes,
répandus dans la plèvre et les vaisseaux lymphatiques » (*loco cit.*, p. 41), mais jamais rien de
plus.

Plus heureux que lui, les maîtres de l'histologie
en Allemagne, Virchow, Langenbeck, Weber,
Billroth ont trouvé dans les poumons d'animaux
mis en expérience, après des inoculations cancéreuses, des noyaux et des amas de granulations
pulmonaires qu'ils regardent, eux, comme cancéreux. (Waldeyer, *Die Entwickelung des Carcinom.* —
Virchow's Arch., B. XLI, p. 470. —Lucke, *Handbuch,*
Pith und Billroth, 1869.)

CONCLUSIONS

I. Le sarcocèle cancéreux (variété encéphaloïde)
peut, dans quelques cas, produire la phthisie
cancéreuse.

II. C'est dans le tissu conjonctif sous-épithélial
et non dans l'épithélium lui-même que l'encéphaloïde prend naissance, soit dans les canalicules
spermatiques, soit dans les bronchioles et les vésicules pulmonaires.

III. Le système lymphatique quelquefois, mais
le plus souvent le système veineux, sont les voies
par lesquelles se fait la généralisation pulmonaire
qui fait l'objet de ce travail.

IV. Des abcès caséiformes, pris quelquefois pour
du cancer ou du tubercule en voie de suppuration,
ont pu être la conséquence d'embolies cancéreuses
pulmonaires.

V. Il peut, concurremment avec un sarcocèle
cancéreux, se produire des tubercules pulmonaires,
chez les sujets cachectiques, mais on ne peut admettre que le tubercule soit produit directement
par le cancer.

TABLE DES MATIÈRES

Paris — Imprimerie de A. PILLET, 5 rue des Grands-Augustins.

www.ingramcontent.com/pod-product-compliance
Ingram Content Group UK Ltd.
Pitfield, Milton Keynes, MK11 3LW, UK
UKHW021054150726
13693UKWH00007B/1754